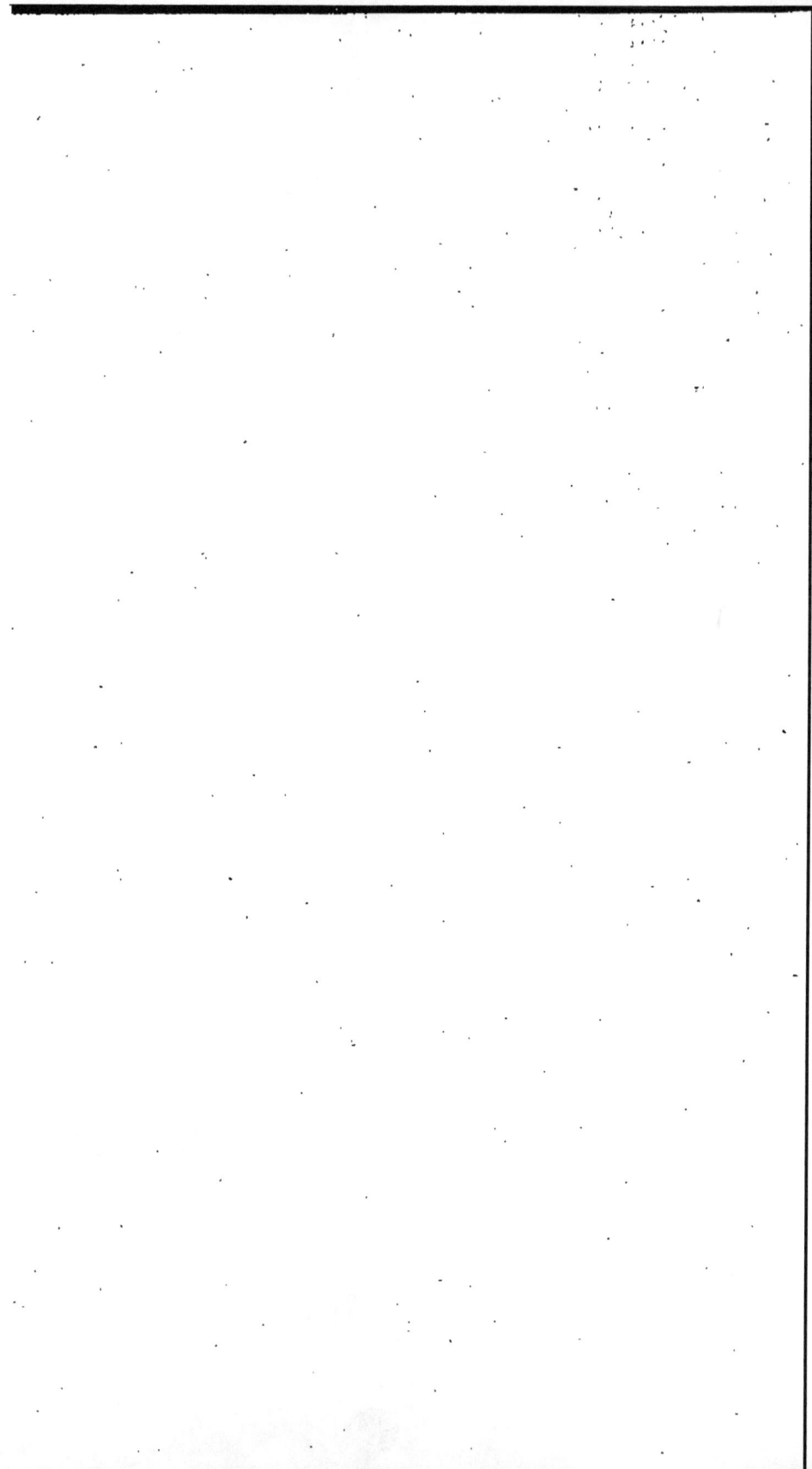

ANALYSE

DES
EAUX MINÉRALES
DE
PROVINS,

Où on propose en même temps quelques idées neuves sur la Sélénite.

Par M. OPOIX, Maître Apothicaire.

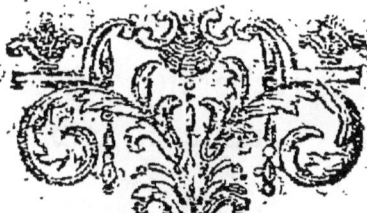

A PARIS,

Chez CAILLEAU, rue S. Jacques, vis-à-vis celle de la Parcheminerie.

à Provins,

Chez la Veuve de LOUIS MICHELIN, Libraire.

1770.

ANALYSE

APPROBATION

De M. LASSONE, Docteur en Médecine de la Faculté de Paris & Censeur Royal

J'ai lu par ordre de Monseigneur le Chancelier un Manuscrit qui a pour titre : *Analyse des Eaux minérales de Provins*, &c.

Cette Analyse faite avec une précision & une sagacité, qui décèlent un Chymiste bien exercé aux expériences fines & variées qu'exigent ces recherches délicates, est très-digne d'être connue & publiée. A Paris, 27 Novembre 1769.

LASSONE.

ANALYSE

DES

EAUX MINÉRALES

DE

PROVINS.

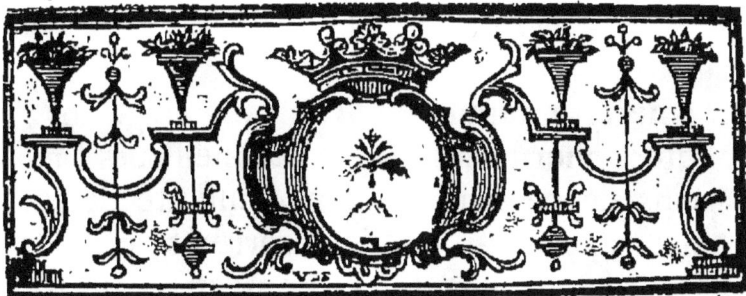

LES eaux minérales de Provins font aujourd'hui ſi peu connuës, qu'à la ſeule inſpection de ce titre, bien des gens jugeront qu'il s'agit ici de l'analyſe d'une eau minérale nouvellement découverte : en effet dans un tems où la Chymie ſemble s'occuper particuliérement de cette partie de ſon domaine, & va même chercher juſqu'aux extrémités du Royaume la matiere de ſes travaux ; on aura peine à croire que ces eaux ſoient fort anciennes, étant ſi près de la Capitale : cependant c'eſt une ſource dé-

couverte depuis environ cent vingt ans, &
qui a mérité les éloges des meilleurs Médecins de ce temps par une infinité de cures
heureuſes. Par quelle bizarrerie, poſſédant
les mêmes vertus, ces bons effets ne font-
ils plus connus que des habitans de la ville
de Provins, ou font=ils tout au plus concen-
trés dans le cercle étroit de ſes environs ? *

Le premier & le ſeul qui ait écrit ſur ces
eaux (ce qui a paru depuis en étant des
extraits fideles) eſt un Médecin de ce temps
nommé Le Givre. On a de lui un Traité im-
primé en 1659. On ſent combien une analyſe faite dans un temps ſi reculé & où la
Chymie étoit encore enveloppée d'épaiſſes
ténebres devoit être informe & peu exacte.
En effet après bien des expériences inutiles & peu conféquentes, voici comme il
conclud dans un endroit, » Il n'y a dans nos
» eaux que le fer réſout en ſes principes
» chymiques, à ſavoir, en mercure, ſouffre
» & ſel, principes utiles; & en terre &
» phlegme, principes inutiles. » On recon-
noît à ces grands mots vuides de ſens le
temps où vivoit l'Auteur. Il veut prouver

* On ne ſera pas moins ſurpris de voir le commerce de roſes
de cette même ville entiérement négligé depuis que la cupidité
le a ſubſtitué d'autres roſes, à la vérité originaires de Provins,
mais qui dégenerent de plus en plus dans un terrein où l'art ne
po ra jamais les naturaliſer. (Fontenay-aux-roſes près Paris,
où l'on a tranſporté du plan de roſes de Provins.)

ailleurs que ces eaux ne font pas vitrioliques, mais fimplement ferrugineufes, & cette raifon qn'il en donne eft bien finguliere. « Si » dans une eau vitriolique on ajoutoit du » fer, il fe convertiroit en cuivre, ce qui » ne lui arrive pas dans nos eaux. » *Si vitriolum cum ferro mifceretur, illud in æs tranfmutaret, quod minimè verum eft &c.* L'Auteur qui avoit vu fans doute cet effet arriver au fer avec le vitriol de Chypre, l'attribuoit indifféremment à tous les vitriols. Il faut pourtant rendre juftice à M. Le Givre, fes erreurs font plutôt une efpèce de tribut qu'il payoit à fon fiecle ainfi que les autres Chymiftes fes contemporains. * On voit d'ailleurs dans fon Traité qu'il avoit des connoiffances dans la métallurgie. Les nouvelles reffources qu'il fournit à la Médecine par l'ufage raifonné qu'il fit de ces eaux font voir combien il étoit habile dans fon art, & ce qui ne le prouve pas moins, c'eft l'eftime & la confidération finguliere que paroiffent avoir eu pour lui de favans Médecins des Facultés de Paris & de Montpellier, qui convaincus d'ailleurs des bons effets des eaux minérales de Provins, attaquerent feulement quelques fyftêmes de l'Auteur fur la

---

* Agricola, *lib. de nat. foff.* dit : *Ferrum atramento futorio illitum, æri fimile fit.* La propofition de M Le Givre n'eft fauffe qu'à certains égards, mais celle d'Agricola l'eft abfolument.

nature de ces eaux. Ces diſſertations contra-
dictoires n'éclaircirent pas le point de la
queſtion. Les beaux jours de la Chymie
étoient ſur le point de paroître, mais l'ob-
ſcurité régnoit encore. On ne rapportera
pas ici toutes les cures intéreſſantes dans le
détail deſquelles entre M. Le Givre. Les
grands ſervices qu'il en avoit ſçu tirer dans
ces cas graves où tout l'art eſt en défaut, lui
faiſoit appeller ces eaux *la vraie panacée*,
le vrai catholicon & penchymagogue qui purge
toutes les humeurs; enfin il les eſtimoit ſu-
périeures à celles de Spa, de Forges, de
Paſſi & généralement à toutes les eaux les
plus en réputation deſquelles il avoit fait
une étude particuliere. On ſe contentera de
rapporter un réſumé par où l'Auteur termine
l'hiſtoire des maladies qu'il a guéries par
l'uſage de ces eaux, & que l'expérience n'a
ceſſé de confirmer depuis. « Nos eaux ſont,
» dit-il, finguliérement propres au vomiſſe-
» ment, au dégoût, aux douleurs & débilité
» d'eſtomach, à la ſoif exceſſive, aux cha-
» leurs de foye, d'entrailles; aux obſtruc-
» tions de la rate & du méſentere, à la
» gravelle, à l'acrimonie d'urine & diffi-
» culté d'uriner, à la gonorrhée, aux ulceres
» des reins, de la veſſie; aux hémorroïdes,
» à la colique bilieuſe, néphrétique; à l'hy-
» dropiſie, à la jauniſſe, aux fleurs blanches.
» menſtrues déréglées, pâles couleurs, &

» suffocation de quelque cause qu'elle pro-
» vienne. Ces eaux nétoyent & fortifient
» les organes propres à la génération ; elles
» sont très-convenables aux vertiges, épi-
» lepsies, migraines ; à la mélancolie hypo-
» condriaque, aux veilles, aux hémorragies,
» aux ulcères, aux rhumatismes, aux in-
» flammations des yeux, aux rougeurs &
» boutons de visage, aux dartres, galles,
» démangeaisons & ulcères externes étant
» prises intérieurement ou appliquées exté-
» rieurement ; & même si on s'en lave, elles
» fortifient les membres débiles & relachés,
» & ont rendu l'usage des membres perclus
» & privés de sentiment, &c. En un mot,
» elles purgent, nétoyent, tempèrent &
» corroborent tous les viscères. »

Avant que d'entrer en matiere, on va se
permettre quelques réflexions générales aux-
quelles cette analyse a donné lieu. C'est avec
beaucoup de raison que bien des personnes
éclairées se sont élevées contre la mauvaise
méthode de ne juger des eaux minérales que
par la matiere que l'évaporation rapide a
laissé en état de siccité. Nos eaux vont faire
voir combien ce procédé est peu fidèle ; car
la simple exposition de ces eaux à l'air libre
y occasionne une analyse spontanée qui ne
les rend déja plus reconnoissables. Ce n'est
point en brusquant la Nature qu'on surprend

A iv

son secret, c'est en l'interrogeant & en l'épiant pour ainsi dire. Les différens états par lesquels elle fait passer successivement nos eaux dès qu'elles sortent de la source, font assez voir combien elle est jalouse de nous dérober le mystère de ses opérations. Aussi pour la voir telle qu'elle est, est-il bien avantageux de la chercher jusques dans le sein de la terre ; là se croyant sans témoins, elle travaille sans défiance, & on réussit mieux à la connoître en la prenant sur le fait. C'est pour me procurer cet avantage que non content d'avoir reconnu par des propriétés essentielles & distinctives, les principes qui sont contenus dans nos eaux, je suis remonté jusqu'à leur origine pour en connoître les premiers matériaux. Une courte description du terrein & l'analyse de la pyrite que je donnerai à la fin de cette analyse fourniront le dernier degré d'évidence.

ANALYSE DES EAUX.

Ces eaux examinées sortant de leur source, ont un coup d'œil louche ; elles tiennent suspendues beaucoup de petites masses isolées qui en troublent la transparence & sont étrangeres à la mixtion. Si on filtre ces eaux sur le champ, elles passent parfaitement claires, & il reste sur le filtre une matiere jaunâtre, ocreuse, dissoluble dans les acides, & qui paroît avoir été originairement dans l'état de combinaison, & être actuellement les débris d'un vitriol martial, comme on pourra s'en convaincre par la suite.

La pesanteur de ces eaux filtrées est à l'eau distillée comme 654 à 671.

Une bouteille pleine de ces eaux bouchée brusquement ou maniée sans précaution, saute en éclats, comme elle feroit avec du vin de Champagne. Elles n'ont point ce *gratter* ce *gas* piquant qui avoit fait donner à quelques eaux le nom impropre d'eaux *acidules*. Elles contiennent seulement un air surabondant & combiné, ce qui est sans doute cause de leur légereté, & de ce qu'elles portent quelquefois à la tête de ceux qui les boivent. On peut aussi rendre cet air très-sensible en agitant une bouteille pleine de ces eaux & dont l'orifice est fermée par une vessie.

Elles laissent dans la bouche, après qu'on les a bues, une saveur douceâtre, astringente & stiptique.

Elles changent la couleur de syrop de violette en verd qui passe ensuite au brun clair. Avec l'infusion de noix de galles, elles prennent une couleur cramoisie qui peu de temps après semble tourner au noir : mais cet effet n'est produit que par l'intensité de

A v

la couleur; car si on les étend dans beaucoup d'eau diftillée, elles redeviennent rouges pourpres. La liqueur s'éclaircit en peu
de tems & dépofe toute fa matiere colorante, fous la forme de floccons légers. Si
on la filtre, elle paffe parfaitement claire,
& le dépôt coloré refte fur le filtre.

L'alkali fixe verfé fur ces eaux, en dé-
gage fur le champ une quantité très-abon-
dante de terre jaune, martiale, qui fe précipite promptement. La liqueur furnageante
refte pendant quelque temps blanche, & ne
s'éclaircit qu'à mefure que cette feconde
matiere plus légere gagne le fond.

Avec la liqueur alkaline parfaitement fa-
turée de phlogiftique, ces eaux privées par
le filtre des matieres étrangeres, ont fait un
précipité bleu très - volumineux, très - beau,
& qui n'a pas eu befoin d'être avivé.

Quelques goutes d'une diffolution de
mercure dans l'efprit de nitre ont formé un
précipité d'un jaune fale qui a paffé auffitôt
au jaune citron, en verfant deffus de l'eau
diftillée un peu chaude.

Ce peu d'expériences fuffiroit fans doute
déja pour prouver que ces eaux contiennent le fer dans l'état vitriolique, car la
couleur qu'elles ont prife avec l'infufion de
noix de galles, eft un effet particulier au fer;
& le bleu de Pruffe qu'elles ont formé avec

la liqueur alkaline phlogiftiquée ne prouve pas feulement le fer, mais le fer combiné avec un acide; pour la nature de cet acide, elle n'eft point équivoque : nous n'apporterons pas comme une preuve décifive le turbith minéral que ces eaux ont formé, car on pourroit croire qu'il doit fon origine à quelques autres fels neutres contenus dans ces eaux : mais on fait que le fer dans les eaux minérales n'eft point uni à d'autres acides qu'à l'acide vitriolique. Le précipité jaune ocreux que ces eaux forment fur le champ & avec abondance avec l'alkali fixe prouve auffi le vitriol de ces eaux, car il n'auroit pas eu lieu dans une eau purement ferrugineufe & dans laquelle le fer ne feroit pas uni à un acide. La couleur verte que ces eaux ont donné au fyrop de violette ne peut que favorifer ce fentiment, cet effet n'étant pas feulement affecté aux alkalis, mais encore à quelques autres fels à baze métallique, tels que le vitriol de Mars, &c.

Cependant comme on vient de reconnoître tout nouvellement que les eaux martialles-vitrioliques n'étoient pas à beaucoup près auffi communes qu'on s'étoit imaginé, & que la plupart de celles qu'on avoit donné pour telles ne contenoient vraiment qu'un fer diffout fans l'intermede d'un acide, on n'a pas cru devoir être trop circonfpect pour défigner le véritable état du fer dans nos eaux. On convient généralement que le bleu de Pruffe, qui fe forme fur le champ & avec abondance prouve évidemment la préfence du vitriol ; mais nos eaux, comme on le verra plus bas, après avoir été expo-fées quelques temps à l'air libre, dépofent tout leur fer ; & M. Monet, dans fon Traité des eaux minérales, après avoir propofé la formation du bleu de Pruffe comme la dé-monftration la plus certaine & la moins équi-voque de la préfence du vitriol, ajoute que les eaux vitrioliques-martiales doivent con-ferver jufqu'à la fin de l'évaporation leur caractere vitriolique, ce qui felon lui, fert à les diftinguer des eaux purement ferrugi-neufes. « Les eaux, dit - il, qui contiennent » le fer dans le meilleur etat poffible, ne » vont pas au-delà de l'ébullition pour aban-» donner le fer. . . . C'eft ici où ceux qui » étoient fi portés à comparer ces eaux » avec les eaux vitrioliques, auroient dû » s'appercevoir de la grande différence qu'il » y a des unes avec les autres. On auroit vû » qu'une eau vitriolique, eft plus ou moins » vitriolique jufqu'à la fin de l'évaporation, » au lieu que celles-ci ne font plus ferrugi-» neufes dès qu'on les a fait bouillir. »

Cette propriété que M. Monet femble donner exclufivement aux eaux vitrioliques, ne leur eft donc point effentielle ? Si c'eft une loi générale, elle souffre ici une exception. Une expérience va le prouver évidemment. Elle confiste à prendre de la liqueur alkaline phlogistiquée jusqu'au point de faturation, autant qu'il en faut pour précipiter tout le bleu de Pruffe d'une quantité donnée d'eau minérale. Si cette eau est vraiment vitriolique, il doit fe faire une double décompofition : le phlogistique fe porte fur le fer, en même tems que l'acide vitriolique quitte ce métal, pour s'unir à l'alkali. Le tartre vitriolé qu'on retirera alors de cette eau prouvera fans réplique qu'elle contenoit le fer dans l'état vitriolique. Cette expérience est peut-être la feule fur laquelle on doive le plus compter. On doit bien fe défier au moins d'un précipité bleu, fi pour l'obtenir on s'étoit fervi d'une liqueur alkaline qu'on avroit phlogistiquée en la faifant digérer fur du bleu de pruffe; car l'alkali en fe chargeant de la matiere colorante du bleu de Pruffe diffout en même temps une portion de fer; & cette liqueur ainfi préparée peut même dans une eau abfolument exempte de fer produire un précipité bleu, fi fous prétexte de rendre fenfible le prétendu bleu de Pruffe qu'on aura cru être formé dans cette eau, on ajoute un acide ; car cet acide attaque auffi cette portion de fer tenue en diffolution par l'alkali, laquelle

acquiert alors la propriété de fe précipiter en
bleu de Pruffe. J'ai même , en fuivant ce
procédé , formé du bleu de Pruffe dans une
eau diftillée. On voit que le fer qui fe précipite alors de ces eaux , n'y exiftoit que
précairement , & qu'on y régénere du bleu
de Pruffe , en y introduifant tous les matériaux propres à le former. Peut-être l'alkali
fixe phlogiftique fur du fang de bœuf in-
duiroit-il dans la même erreur , car on a
démontré le fer dans le fang de bœuf.

On vient de voir l'effet que produifent les
réactifs fur nos eaux nouvellement puifées ,
on va voir ce qui leur arrive , lorfqu'elles
font pendant un certain temps expofées à
l'air libre ; nous les foumettrons enfuite à
l'action du feu qui nous procurera de nouvelles connoiffances.

Si ces eaux, fortant de leur fource, font renfermées dans une bouteille exactement bouchée & cachetée , elles dépofent la terre martiale non combinée : du refte elles n'éprou-
vent pas de changement. Cette terre martiale
même au bout d'un certain temps fe rediffout. Il m'eft cependant arrivé de trouver
au fond de la bouteille une petite quantité
de matiere noire , le bouchon de liége qui
la fermoit avoit pris la même couleur , ce
qui me fit croire que ce bouchon avoit

lâché une fubſtance réſineuſe - aſtringente, analogue à la noix de galles & qui avoit précipité le fer en lui fourniſſant du phſogiſ- tique. Ces eaux d'ailleurs ainſi renfermées ont toujonrs conſervé leur faveur vitrioli- que & toutes leurs autres propriétés.

Lorſqu'on les laiſſe expoſées à l'air libre, elles ſe troublent en peu de tems, il ſe forme à la ſurface une pellicule aſſez forte qui refléchit les couleurs de l'iris. Il paroît de petites bulles d'air aux parois du vaiſſeau qui les contient ; la terre martiale ſe pré- cipite entiérement, * elle reſte ſur le filtre & l'eau paſſe parfaitement claire. Cette eau n'a plus formé d'encre avec les fub- ſtances végétales acerbes, & n'a fait aucun précipité avec une diſſolution d'alkali ſaturé du phlogiſtique du ſang de bœuf. L'huile de tartre par défaillance n'en a ſéparé qu'une terre blanche, la couleur du ſyrop de vio- lette n'en a point été altérée. Cette eau a formé un mercure précipité jaune avec l'eau mercurielle. On voit qu'elle ne contient déja plus de vitriol ; mais la faveur qu'elle conſerve encore, le précipité qu'elle forme avec les alkali & le turbith mineral qui eſt réſulté de ſon mélange avec une, diſſolution

* On doit attribuer, comme on voit, la petite quantité de matiere ocreuſe, qui ôte la tranſparence de ces eaux, loſſqu'on les puiſe, à un commencement de décompoſition.

de mercure, tout cela prouvoit qu'elle contenoit encore quelques autres matieres en
diffolution. Pour s'en convaincre, il ne faut
que continuer à fuivre des yeux ce qui fe
paffe dans cette eau toujours abandonnée
à l'air libre.

Lorfqu'on a féparé par le filtre la matiere martiale que ces eaux ont dépofée,
il fe forme peu de tems après à leur furface
une pellicule criftalline & un dépôt très-
adhérent aux parois du vaiffeau. Ces matieres peuvent aifément en impofer & être
prifes pour une vrai félénite, car outre la
reffemblance extérieure qu'elles ont avec
une criftallifation de félénite, elles craquent
fous les dents de même que ce fel : mais
l'effervefcence qu'elles font avec le vinaigre
diftillé fait voir que c'eft une pure terre
abforbente. En même temps donc que cette
terre abforbente fe fépare, la liqueur devient louche d'abord, s'éclaircit enfuite à
mefure que la nouvelle matiere qui trouble
la limpidité fe raffemble en maffe très-lé-
geres & très-blanches, lefquelles fe dépofent
lentement au fond. Cette derniere n'eft pas
comme les premieres une terre abforbente :
un acide verfé immédiatement deffus n'opere
pas la moindre diffolution, elle eft peu foluble, l'alkali en précipite une terre. Toutes
ces différentes fubftances ne ceffent de fe

féparer de la liqueur que quand elle paroît
n'en prefque plus contenir ; ce qui n'arrive
qu'après avoir été expofée à l'air un temps
confidérable. Ce moyen n'offrant plus rien
de remarquable, il reftoit à favoir l'effet que
produiroit fur ces eaux une évaporation
rapide : pour cela je foumis à l'action du feu
une quantité de ces eaux nouvellement
puifées & voici ce qui leur eft arrivé.

A la premiere impreffion de chaleur, il
s'éleve à la furface beaucoup de bulles d'air
qui, en foufflant deffus, fe crevent en pétil-
lant, ce qui s'obferve dans les eaux aérées.
Peu de temps après tout le fer fe précipite.
Ce dépôt féparé & la liqueur remife à évaporer, on voit paroître à la furface une efpece de poufliere qui couvre toute la liqueur.
Cette matiere eft cette même pellicule
criftalline que nous avons vu fe former fur ces
eaux expofées à l'air libre, & qui avoit eu le
temps alors par un long repos de prendre
cet arrangement fymétrique qui lui donnoit
l'apparence d'une vraie criftallifation ; ici
ces matieres raffemblées confufément par
l'évaporation rapide n'affectent plus fenfi-
blement de figures régulieres. De nouvelles
matieres fuccedent inceffamment aux premieres, à mefure que celles-ci fe préci-
pitent, jufqu'à ce que la liqueur foit évaporée
à un certain point, alors elle ceffe abfolu-

ment d'en donner. Ces matieres font effervefcence avec l'acide de vinaigre & s'y
diffolvent en grande partie. Il refte cependant une petite portion fur laquelle cet
acide n'agit point , & qui préfente tous les
caracteres d'une vraie félénite. La liqueur
réduite en cet état de concentration ne
paroît pourtant pas épuifée de toute autre
fubftance. L'alkali en précipite une terre
blanche , & elle précipite encore le mercure
en turbith minéral , ce qui me fit voir que
j'avois affaire à une nouvelle fubftance dont
je vais effayer de faire connoître la nature.

En continuant de faire évaporer cette
même liqueur, lorfqu'elle a refufé de donner
fa terre féléniteufe , elle fe couvre d'une
pellicule blanche, graiffeufe femblable à celle
que forme un morceau d'alun fur l'eau dans
laquelle on le trempe. On voit paroître peu
de tems après des floccons blancs neigeux ,
fort raréfiés qui font , ainfi que ces autres
floccons qu'on a déja vu fe former dans nos
eaux abandonnées à l'air libre , un fel formé
par l'acide vitriolique & une terre qui paroît
être argilleufe.

En même temps que cette fubftance fa-
line fe fépare de la liqueur , elle prend une
couleur ambrée dont l'intenfité augmente à
mefure que l'évaporation la concentre. Elle
a en cet état une faveur très-amère; éva-

porée à ficcité, elle laiffe une matiere di-
liquefcente qui s'eft réfout en une eau rouffe
dans laquelle au bout de quelques jours
il s'eft formé des criftaux de fel de glauber
très - réguliers. Ces criftaux féparés, on a
réduit encore cette efpece d'eau mere en
état de ficcité, & quelques gouttes d'acide
vitriolique jettées alors deffus ont dévelop-
pé des vapeurs d'efprit de fel : ainfi il eft
probable que ces eaux contiennent en
outre quelques combinaifons d'acide marin,
mais en trop petite quantité pour pouvoir
être évaluée & mériter quelque confidération.

Cette pellicule blanche graiffeufe que
nous avons vu fe former fur nos eaux,
évaporées à un certain point ; le goût
qu'elles laiffent dans la bouche quand on
les boit *, & la promptitude avec laquelle
elles ont laiffé précipiter la teinture de la
noix de galles, m'avoient fait foupçonner
que l'alun étoit contenu dans ces eaux,
car on fait que l'alun a la finguliere propriété de précipiter les matieres colorantes.
Je répétai cette expérience, & je pris pour

---

* C'eft fans doute le feul goût de ces eaux qui avoit fait
dire à M. Le Givre dans une feconde édition en 1682, que nos
eaux contenoient de l'alun, car il n'en donne aucune preuve :
il prenoit pour de l'alun la terre abforbente & la félénite que
nous avons retiré de ces eaux ; on voit combien il s'en faut
qu'il n'ait rencontré jufte. . . .

cet effet de ces eaux dépouillées par la concentration de toute leur sélénite. J'en versai sur une infusion de cochenille, & elles en ont avivé la couleur, ainsi que le fait une dissolution d'alun : peu de temps après toute la partie colorante s'en est précipitée & a formé la laque des Peintres.

L'alun est susceptible d'être décomposé par le fer pourvu de son phlogistique ; le zinc, suivant M. Pott, a en cela la même propriété que le fer : ainsi en supposant nos eaux alumineuses, ces deux substances métalliques doivent en opérer la décomposition. Je mis donc dans deux vases de nos eaux concentrées par l'évaporation ; je jettai dans l'un des aiguilles & dans l'autre des morceaux de zinc : la liqueur au bout de quelques temps a perdu, avec ces deux substances métalliques, sa limpidité, elle devient louche & dépose au fond des vaisseaux une terre argilleuse extrêmement divisée & très-blanche , elle prend un goût vitriolique & contient réellement d'un côté un vitriol martial & de l'autre un vitriol blanc ou de zinc.

Toutes ces propriétés analogues à une dissolution d'alun, & particuliérement la nature de la pyrite qui en renferment beaucoup font croire que nos eaux contiennent un sel alumineux. Je pense même qu'originairement elles en tiennent en diffolution une affez grande quantité ; mais comme elles filtrent à travers une terre ocreufe, ainfi qu'on le fera voir plus bas, & que cette terre martialle a plus de rapport avec l'acide vitriolique, elle a dû décompofer une bonne partie de l'alun de ces eaux. Si, comme, je le crois, ce jeu des affinités a lieu, il ne faudroit pas aller chercher plus loin la caufe de cette portion furabondante d'air que contiennent ces eaux. M. Venel a démontré très-ingénieufement que toutes les combinaifons falines produifoient une certaine quantité d'air. *Voyez fon Mémoire dans ceux des Savans étrangers.*

Il eft peut-être impoffible de connoître cette portion d'alun que nos eaux paroiffent contenir, autrement que par les propriétés que nous venons d'indiquer, & qui font particulieres à l'alun, cet alun étant, comme on le verra dans l'analyfe de la pyrite, de l'alun de plume, c'eft-à-dire une efpece finguliere dont la criftallifation eft l'ouvrage de la nature & que l'art ne peut imiter & ramener fous cette forme qui lui eft propre & le caractérife.

Il réfulte de toutes ces expérieuces que les eaux minérales de Provins contiennent un air furabondant & combiné qui les fait entrer dans la claffe des eaux aérées ou

fpiritueufes „ elles contiennent de plus un
feul & même acide qui eft l'acide univerfel
ou vitriolique * uni dans ces eaux à une
terre métallique ferrugineufe, à une terre
argilleufe, à une terre calcaire & à l'alkali
minéral avec lefquels il forme autant de
fels connus fous les noms de vitriol martial,
d'alun, de félénite & de fel de glauber.

Comme en analyfant ces eaux, j'ai démontré la préfence d'une terre abforbente,
on fera fans doute furpris de ce que je ne
l'ai pas mife au nombre des principes qui
conftituent nos eaux : mais je vais faire
voir que cette terre n'y exifte pas en cet
état. D'abord il feroit contre toutes les
loix des affinités qu'une terre abforbente
fût originairement contenue dans ces eaux
& pourvue de toutes les propriétés d'une
terre abforbente, car elle décompoferoit
le vitriol de ces eaux ; d'ailleurs l'alkali
fixe jetté deffus, en précipite toutes les
terres, cependant s'il y avoit dans ces
eaux une terre abforbente *actu*, elle de-
vroit toujours fe retrouver, car l'alkali
fixe ne doit pas précipiter une terre abforbente libre, puifque les eaux alkalines
en contiennent une plus grande quantité
que les autres eaux. Il refte à faire voir

* Nous avons dit que le fel marin ou autres combinaifons
d'efprit de fel étoient en trop petite quantité dans ces eaux
pour en faire état.

que cette terre abforbente n'eft que les
débris d'un fel féléniteux, que l'acide vitriolique a abandonné en fe diffipant. Pre-
mierement tant que ces eaux font exactement renfermées, la terre abforbente ne
s'en fépare pas, & il n'y a pas de raifon
pour qu'une terre qui n'eft pas combinée
puiffe refter dans une eau en auffi grande
quantité fans s'en féparer. 2ª. Si on verfe
de la liqueur mercurielle fur ces eaux nouvellement puifées, c'eft-à-dire, avant que
la terre s'en fépare, il fe forme une grande
quantité de turbith minéral, & il s'en forme
moins lorfqu'elles ont été long-temps expofées à l'air, & qu'il s'en eft féparé plus
de terre ; ce qui prouve qu'elles ont perdu
une partie de leur acide vitriolique.

On eft fi fort prévenu que l'acide vitriolique eft fixe & qu'il contracte avec les
terres des unions difficiles à rompre qu'on
fera fans doute étonné de ce que je dis qu'il
abandonne fa terre de lui-même pour fe
diffiper : mais je vais faire voir que cet
effet fe paffe tous les jours fous nos yeux
& que cette diffipation a également lieu
dans les eaux de fources, de fontaines,
&c. En effet, d'où vient préfere-t-on des
eaux battues ou bouillies dans les pays où
l'on ne boit que de l'eau de fource ? Par
quelle raifon l'eau d'une riviere fait-elle de
bonne eau de favon & eft-elle très-propre

aux arrofemens & à faire cuire les légumes,
quoiqu'à fa fource elle ait des propriétés
toutes contraires ? N'a-t-on pas éprouvé
dans les arts où l'on emploie le favon,
dans la teinture, dans la brafferie, pour
la leffive du linge, qu'on faifoit perdre à
l'eau fa crudité, en la laiffant expofée quelques jours à l'air libre ? comment ces eaux
dans ces différens cas perdent-elles cette
crudité qui les rendoit fi peu propres aux
ufages économiques ? Cependant fi on fuit
ce qui fe paffe dans ces eaux, on voit
qu'elles ne perdent qu'une terre abforbe-
bente, & enfuite un peu de félénite prefque
infoluble & très-difficile à décompofer. On
remarque auffi que ces eaux deviennent
plus douces, à mefure que la terre fe
dépofe & avant même que la félénite s'en
fépare ; d'où il faudroit conclure que cette
terre abforbente contribuoit à donner à
ces eaux cette dureté qui les rendoit fi
indigeftes, pernicieufes aux plantes & ca-
pables de décompofer les fubftances favoneufes, ce qui répugne abfolument à la
nature d'une terre pure, mais qui convient
très-bien à un fel vitriolique à baze calcaire.
Ainfi il faut néceffairement admettre que
cette terre étoit originairement dans l'état
falin. Il n'eft pas moins certain que la félénite
que ces eaux dépofent a fouffert quelqu'al-
teration

tération ; puifqu'elle fe trouve alors prefqu'infoluble & très-difficile à décompofer,
propriété qu'elle n'avoit pas, tant qu'elle
eft reftée diffoute dans ces eaux.

Voici, je penfe, quel eft l'état primitif
des eaux de fources & les changemens
fucceffifs qui leur arrivent. Je ne nie pas
qu'il y en ait qui contiennent une terre
abforbente libre, mais je dirai que la plupart, pour ne pas trop généralifer ma
propofition, ne contiennent qu'un fel vitriolique avec un certain excès d'acide, c'eft
cet excès d'acide qui fait qu'elles peuvent
tenir en diffolution une plus grande quantité
de ce fel, lequel peut alors non-feulement
être décompofé par les alkalis, mais même
par les fubftances favoneufes, c'eft à dire,
par un alkali déja combiné. Ces eaux venant
à être expofées pendant beaucoup de tems
à l'air libre, laiffent échapper infenfiblement
leur acide. Une partie de la terre avec
laquelle il étoit uni, s'en trouvant abfolument dépourvue, reparoît avec toutes les
propriétés d'une terre abforbente, c'eft elle
qu'on voit nager à la furface des eaux &
attachée aux parois des vaiffeaux; l'autre partie n'en retient que ce qu'il lui en faut pour
être encore dans l'état falin, & former un
fel avec le moins d'acide poffible, enfin une
vraie félénite fur laquelle les alkalis n'ont
point de prife, qui eft prefqu'infoluble, ce

B

qui fait qu'elle eſt obligée de ſe précipiter, comme on l'a fait voir.

Ces changemens n'arrivent dans ces eaux qu'à la longue, & après avoir été long-tems expoſées à l'air ; tel eſt l'état de l'eau d'une riviere éloignée de ſa ſource ; mais on peut hâter le dégagement de l'acide vitriolique par des moyens méchaniques;tels que l'action du feu, d'un moulin, d'une caſcade, &c. De cette maniere ces eaux peuvent perdre en peu de tems leur crudité & en même tems cette qualité réfractaire & incapable de ſe prêter aux différens uſages de la vie. Pour nos eaux minérales, on ne doit pas être ſurpris de ce qu'elles perdent en très-peu de tems une partie de leur acide, ſans avoir recours à des moyens qui en accélerent la diſſipation ; car elles contiennent un air ſurabondant, très-volatil, qui doit entraîner avec lui l'acide vitriolique auquel il ſemble prêter des aîles & ſervir de véhicule. L'expérience ſuivante va confirmer ce que nous avons dit de l'acide vitriolique.

J'ai diſſous dans de l'eau diſtillée du gyps criſtalliſé qui n'eſt, comme on fait, qu'une matiere purement ſéléniteuſe. J'ai filtré la liqueur & au bout d'un certain tems cette eau qui ne tenoit pas de terre libre a dépoſé une terre ſoluble dans les acides. J'ai verſé auſſi ſur une terre calcaire de l'acide vitriolique ; j'ai même outrepaffé le point de faturation, & cependant après un certain tems, non - feulement cette portion d'acide furabondante s'eft diffipée ; mais même une partie de celui qui étoit combiné a abandonné fa terre qui s'eft dépofée fur les parois du vaiffeau.

Mais ce n'eft pas feulement à l'égard de la félénite que nous avons remarqué que l'acide vitriolique de nos eaux étoit volatil, peut-être arrive-t-il à l'alun qu'elles contiennent la même chofe qu'à la félénite ; ce qui me porte davantage à le croire, c'eft qu'ayant verfé du vinaigre diftillé fur la matiere que laiffent nos eaux après leur évaporation ; j'en ai retiré un fel alumineux : d'ailleurs cette petite quantité de floccons blancs qu'on retire fur la fin de l'évaporation paroît être un alun qui, ayant perdu une grande quantité de fon acide, fe trouve parfaitement faturé de fa terre, ce qui doit le rendre, ainfi qu'on l'a éprouvé, prefqu'infoluble & inattaquable par les alkalis. Pour l'acide qui conftitue le vitriol de ces eaux, on ne peut contefter qu'il ne foit très-volatil, puifqu'après avoir donné des preuves démonftratives de fon exiftence, il ne tarde pas à fe diffiper.

Je ne vois peut-être contre cette nouvelle théorie qu'un préjugé auquel Hoffman a pu donner lieu. Ce Chymifte croyoit que le

fer contenu dans les eaux minérales y
étoit toujours dans l'état vitriolique, &
comme en traitant quelques-unes de ces
eaux, qui n'étoient vraiment que ferru-
gineuses, il ne trouvoit point d'acide, il
suppofoit qu'il étoit volatil. On a reconnu
depuis par de nouvelles analyses de ces
mêmes eaux que cette fuppofition étoit toute
gratuite, & on s'eft prévenu en général
contre ce fentiment, d'autant plus aifément
que l'acide vitriolique nous paroît toujours
beaucoup plus fixe que l'eau: cependant
nous avons vu dans une diffolution de
félénite, même artificielle, une diffipation
fenfible de l'acide vitriolique: mais d'ailleurs
ne feroit-ce pas une erreur groffiere de
comparer les unions matérielles de l'art
avec les combinaifons délicates de la Nature?
On a été fouvent étonné de la vertu finguliere de quelques eaux minérales & de la
petite quantité de principes actifs qu'elle
contenoient; n'a-t on pas été alors obligé
de convenir que la Nature inimitable dans
fes productions, favoit fi prodigieufement
divifer ces molécules falines, qu'étant toutes
réduites en furface, & préfentant une infinité de points de contact, il devoit en ré-
fulter une efficacité beaucoup plus mar-
quée: & c'eft cette étonnante divifibilité de
ces principes, qui relâchant en quelque
façon leurs liens, les rend fufceptibles de fe

diſſiper ; ce qui rendra toujours l'analyſe des eaux minérales l'opération la plus déli-cate & la plus difficile de toute la Chymie. Ne pourroit-il pas arriver auſſi qu'on trouvât dans la nature des acides qui ne fuſſent qu'é-bauchés & auxquels il manquât quelque pro-priété ; de même qu'on trouve quelquefois dans quelques eaux un alkali minéral impar-fait & encore dans l'état d'embryon ? peut-être même que tous les acides ſe rapprochent par des nuances imperceptibles & ſe perdent inſenſiblement dans des ſubſtances non ſa-lines. L'obſervation a déja fait connoître que les trois regnes ſe touchent & paſſent de l'un à l'autre par une progreſſion lente & inſenſible. La Nature paroît avoir une marche uniforme & conſtante ; ces claſſes ou limites dans leſquelles nous la reſſerrons, n'entrent point dans ſon plan, ce ſont des eſpeces de points de repos que ſe ménage notre eſprit trop foible pour embraſſer la Nature toute entiere & la contempler ſous un ſeul point de vue.

D'après tout ce que nous avons dit de nos eaux, on voit combien on doit peu compter ſur leur vertu, lorſqu'elles ont été tranſportées un peu loin ſans précaution : le ſeul moyen de les avoir en bon état & avant qu'elles aient ſouffert de décompoſi-tion, ſeroit de les mettre dans des bouteilles de grais ou de verre exactement bouchées

& cachetées pour empêcher toute communication avec l'air extérieur.

Il reste actuellement à donner les proportions des différens sels qui entrent dans la composition de ces eaux indépendamment de la portion d'air qui s'y manifeste. Elles paroissent contenir par chaque pinte, cinq grains de vitriol martial, un peu plus de sel vitriolique séléniteux, deux ou trois grains d'alun & un peu moins de sel de glauber. On ne peut donner que des à-peu-près, car les années & les saisons plus ou moins humides mêlant à ces eaux une portion indéterminée d'eau étrangere, augmentent la quantité de la sélénite & diminuent celle des autres principes, toutesfois les proportions de ces dernieres sont entr'elles dans les mêmes raisons.

La petite quantité de chacun de ces principes contenus dans nos eaux & leur efficacité singuliere ne surprendra que ceux qui ne connoissent pas les ressources de la Nature ; ce qu'il y a de certain, c'est qu'on est souvent obligé de suspendre l'usage de ces eaux qui dans certains cas sont trop actives. Du temps de M. Le Givre, on avoit recours dans bien des circonstances à l'eau d'une source située à quelque distance & qui étoit beaucoup moins minérale.

La facilité avec laquelle le fer se précipite de nos eaux pourroit faire croire qu'il eſt peu pourvu de phlogiſtique & quil approche plus de l'état d'ocre, cependant il y a apparence que cette précipitation n'eſt due qu'à la diſſipation de l'acide qui le tenoit diſſout. Car ſi on ajoute quelques gouttes d'acides pour réparer celui qui ſe diſſipe, on peut impunément faire évaporer ces eaux à grand feu & le fer ne s'en ſépare plus.

Quoique pluſieurs raiſons fiſſent aſſez voir que nos eaux ne contiennent rien de cuivreux, notamment la beauté du bleu de Pruſſe qu'elles donnent & qui auroit été altérée par la plus petite quantité de cuivre ; cependant vû l'importance de l'objet, on a eſſayé tous les moyens qui peuvent déceler ce métal dangereux. J'ai laiſſé dans ces eaux pendant long-temps & dans pluſieurs circonſtances une lame de fer bien avivée, & elle n'a pas paru chargée de la moindre molécule cuivreuſe ; elles ont ſoutenu l'épreuve de l'alkali volatil ; & la flamme de l'eſprit de vin rectifié brûlé ſur ces eaux ou ſur un papier impregné de ces mêmes eaux, n'a pas donné le moindre indice de cuivre.

On va finir par donner une légere connoiſſance du terrein qui ſuffira pour confirmer la préſence du vitriol & de l'alun contenus dans nos eaux.

Diſpoſition du Terrein, & examen de la Pyrite.

La ſource des eaux minérales de Provins

est ouverte assez près des murs de la Ville ; elle est située au midi & au pied d'une montagne assez haute. Il étoit tout naturel de penser qu'elle étoit formée par l'amas des eaux goutieres, qui ayant filtré à travers les différentes couches de cette montagne, en charioient les sels minéraux. Une fouille assez profonde faite au haut de cette montagne a fait voir combien cette conjecture étoit fondée.

Le lit de terre labourable qui couvre le sommet de cette montagne, a peu de profondeur ; il est appuyé sur un tuf de dix pieds d'épaisseur. On trouve ensuite une couche de sable de quatre à cinq pieds ; enfin un lit de glaise de plus de vingt pieds de profondeur qui se trouve entrecoupé dans son milieu d'une grande quantité de pyrites d'une figure fort irréguliere. La masse de terre argilleuse supérieure est assez blanche ; mais le lit inférieur & sur lequel est appuyé le rang de pyrites est d'un brun tirant sur le noir. Cette seconde terre a plus de liant ; comme elle contient moins de sable, elle est moins vitrifiable & plus réfractaire, ce qui la rendroit propre à entrer dans la composition des vaisseaux qui doivent supporter un feu violent ; mais on la néglige même dans les ouvrages économiques de poterie, parce que le degré de feu qu'on leur fait éprouver ne dissipe qu'imparfaitement cette

couleur brune, ce qui les rend défagréables
à la vue. Il eft aifé de s'appercevoir que cette
terre brune n'eft ainfi colorée que par des
matieres phlogiftiques qui fe détachent du
lit des pyrites.

Sur la pente de cette montagne en def-
cendant vers la fource, la terre labourable
a plus de profondeur, elle eft appuyée fur
environ trois pieds de glaife dans laquelle
on trouve çà & là des morceaux d'une terre
rougeâtre dont les parties font unies entre
elles par une écume minérale brillante, ou
efpece de *gur* ferrugineux qui auroit perdu
fon état fluide. Si on expofe à l'air cette
terre, elle perd fon brillant métallique, &
fe réduit en une belle ocre. On trouve enfuite fous cette glaife une terre parfemée de
gyps criftallifé en rayons à plufieurs pans,
qui la plupart partent d'un centre commun ;
ils font tranfparens comme ceux à qui on
a donné le nom de gyps fpéculaire : ils
s'exfollient de même au feu, prennent un
très-beau blanc & forment de bon plâtre,
Outre ces gros criftaux, cette terre fe trouve
pénétrée d'une iufinité d'autres beaucoup
plus petits, qui lui donnent un extérieur
brillant ; fi on expofe cette terre au foleil
d'été ils fe calcinent & blanchiffent toute
fa furface.

On n'a point héfité à donner la con-
noiffance de cette feconde ⬛ille, quoi-

qu'au premier coup d'œil elle femble plutôt favorifer le fentiment de ceux qui, fuivant le nouveau préjugé, feroient portés à
croire nos eaux fimplement ferrugineufes,
d'autant plus qu'il eft probable que nos eaux
lavent cette terre martiale gypfeufe; car la
félénite qu'elles contiennent paroît être une
diffolution de gyps : mais je crois avoir
prouvé trop complettement que nos eaux
font vraiment vitrioliques; d'ailleurs, comme
je cherche moins à faire valoir mon fentiment qu'à trouver la vérité; je n'ai rien
voulu fouftraire même au préjudice de l'opi-
nion que j'embraffe. Je vais maintenant donner l'analyfe des pyrites & l'on verra que
c'eft-là la véritable fource d'où nos eaux
tirent leurs principes les plus efficaces.

Ces fubftances minérales font, comme
on l'a dit plus haut, fort irrégulieres,
fort pefantes, leur caffure eft gorge de pi-
geon.leur fuperficie eft parfemée de facettes
plus ou moins larges, jaunes, brillantes &
qui femblent être des paillettes de cuivre.
Cet extérieur en impofe à ceux qui font
peu inftruits ; elles ne font pourtant rien
moins que ce qu'elles paroiffent, comme on
le va voir par leur décompofition.

L'acide nitreux fur ces pyrites mifes en
poudre, a une action fort vive laquelle eft
accompagnée de beaucoup de chaleur, &
de vapeurs rouges très-élaftiques. Cet acide

laiffe une affez grande quantité de matieres
fur lefquelles il n'agit pas. Si on étend le
tout dans beaucoup d'eau, on peut en féparer
par inclination une partie qui, à cau e de fa
légéreté, fe tient plus long-temps ftagnante,
cette matiere eft un vrai fouffre brûlant ; au
fond du vaiffeau on trouve un fable très-
blanc & très brillant ; je féparai par le filtre
ces matieres infolubles & je verfai fur la
liqueur filtrée un alkali fixe en déliquium,
j'eus un précipité jaunâtre, très-abondant,
qui s'eft rediffout en entier dans l'acide vitriolique avec lequel il a formé du vitriol de
Mars abfolument exempt de cuivre & d'alun.

Si on calcine ces pyrites à feu ouvert, il
s'en exhale des vapeurs fulphureufes très-
vives; en continuant long-temps l'action du
feu, le fer fe réduit en une ocre rouge, infoluble dans les acides : celui de vitriol verfé
alors fur cette matiere, attaque une terre
argilleufe avec laquelle il forme de l'alun.

Ces pyrites tombent aifément en effo-
refcence & fans avoir befoin d'une calcina-
tion préliminaire, leur furface fe couvre
de petits criftaux de vitriol martial fur lefquels on voit s'élever de petits filamens
très-ferrés, très-blancs, foyeux, de la hau-
teur de quelques lignes, & qui forment une
efpece de végétation ; ils fondent aifément
dans la bouche & fe trouvent être de véritable alun de plume. Une quantité con-

venable de ces criftaux vitrioliques & alumineux étendus dans une fuffifante quantité
d'eau de fource dans laquelle on a fait dif-
foudre un peu de fel de glauber ; forme une
eau minérale femblable à celles dont on
vient de donner l'analyfe. Il faut cependant
remarquer que la vertu n'en fera pas la même,
& que la reffemblance ne fera vraiment
exacte, qu'autant qu'on aura fu introduire
dans cette eau factice, une portion d'air furabondante & combinée ; ainfi qu'elle fe
trouve dans nos eaux minérales, ce qui leur
eft effentiel, car cet air fert à déveloper
les autres principes, à les rendre plus actifs
& peut-être à leur donner toute leur
énergie.

Je n'entreprendrai point de décrire les
vertus médecinales de ces eaux. J'aurai rem-
pli le but que je me propofois, fi j'ai réuffi
à en faire connoître la nature & les propriétés chymiques ; c'eft au Médecin éclairé
à juger des applications qu'on peut en faire
& des fecours qu'on doit légitimement s'en
promettre.

F I N.

www.ingramcontent.com/pod-product-compliance
Lightning Source LLC
Chambersburg PA
CBHW060503210326
41520CB00015B/4072